2580

LE CABINET
DE COURTAGNON
POËME

Dédié à Madame la Douairière de Courtagnon;

AVEC UN DISCOURS
PRÉLIMINAIRE
SUR L'HISTOIRE NATURELLE

Des Fossiles

DE CHAMPAGNE.

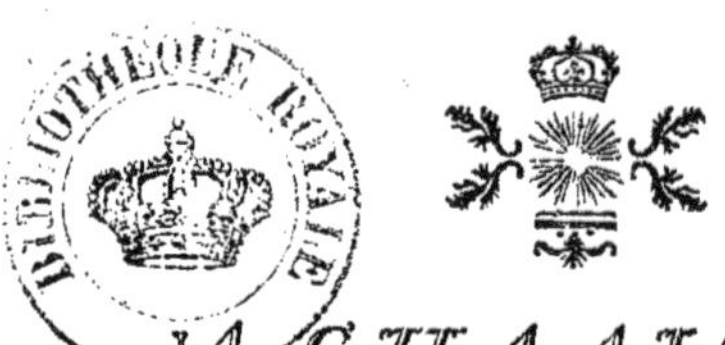

À CHAALONS,

Chez SENEUZE, Imprim. du Roi.

M. DCC. LXIII.
AVEC PERMISSION.

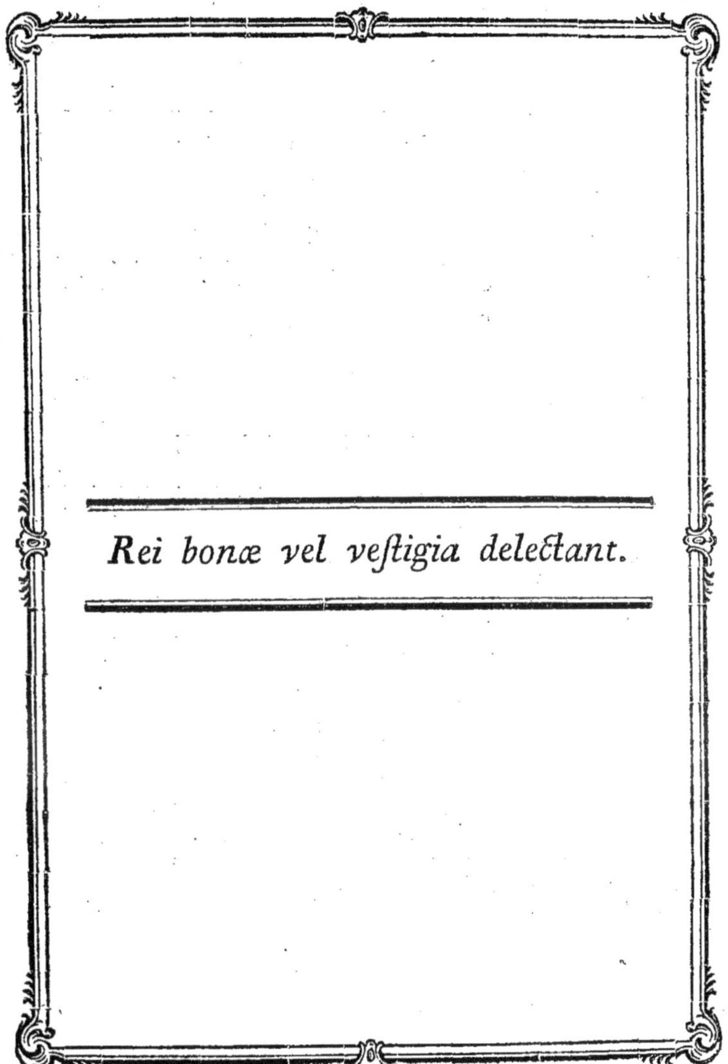

Rei bonæ vel veſtigia delectant.

A MADAME

LE FRANC

de Courtagnon,

DOUAIRIERE

De feu M.ʳ LAGOILLE de Courtagnon, Grand-Maître des Eaux
& Forêts de Champagne, &c. &c.

MADAME,

Décrire les merveilles de la
Nature, & les beaux ouvrages des
Mortels, c'est se montrer ami des
hommes, & contribuer utilement aux
innocens plaisirs de la Société.

Tel est mon dessein. J'espere qu'il sera favorablement accueilli de tous les honnêtes gens, & surtout des Dames vraiement Philosophes, qui, dans la contemplation des Créatures, sçavent, à votre exemple, MADAME, prendre les aîles du saint amour pour s'élever à leur suprême Auteur.

L'Ouvrage que j'entreprens, est un hommage que je consacre à la Religion & à la vertu, à la gloire des Grands-Hommes & au progrès des Sciences. Vous m'en avez inspiré le plan ; vous m'en avez livré les matériaux, je viens vous en offrir les prémices.

ÉPITRE.

Que ne puis-je, MADAME, repréſenter ici votre mérite perſonnel ſous un point de vûe qui fixe toute l'attention! Que ne puis-je encore, par des éloges dignes de tous les applaudiſſemens, intereſſer à la fois la mémoire des perſonnes dévouées, comme vous l'êtes, au bien public, & la gloire des Provinces qui ont le bonheur de les poſſéder! Des célèbres Académiciens ont déjà prévenu mes deſirs, en répandant des fleurs ſur les traces de votre belle renommée. Mais on ne ſçait pas encore que vous êtes la première, & peut-être la ſeule Dame qui aïés cultivée l'hiſtoire

Naturelle de Champagne avec un succès distingué.

Oserai-je le dire, que vous êtes & la mere, & la propagatrice, & la favorite de l'histoire Naturelle de votre Patrie ? Que votre Cabinet est le plus ancien monument qui ait encore paru dans cette Province, pour exposer aux yeux des Curieux toutes ses plus précieuses raretés ? En effet, quel est le Naturaliste reconnoissant, parmi vos Patriotes, qui ne se félicite d'avoir jetté les fondemens de ses collections sur les pieces choisies qu'il tient de votre libéralité ; ou du moins, qui ne puisse se flater de les avoir considérablement augmentée par vos présens ? Ce n'est pas tout, les plus grandes Villes de l'Europe connoissent depuis long-tems Courtagnon. Les Sçavans les plus illustres sont honorés de la correspondance d'une Dame née pour les enrichir, aussi bien que les Sciences par ses découvertes.

Agréés, MADAME, s'il vous plaît, mes empressemens à souscrire aux honneurs qui vous sont décernés de toute part ; & tandis que mille bouches éloquentes sont ouvertes pour célébrer vos louanges, qu'il me soit permis de devenir le très-humble admirateur de vos éminentes vertus. J'en connois le prix. J'ai eu tant de fois la douce satisfaction de m'édifier à vos exercices de pieté, d'être témoin de vos études sérieuses. Que dirai-je de plus ? j'ai eu l'avantage de vous accompagner maintefois dans vos amusemens Philosophiques, & d'y voir briller partout la modeste Sagacité de vos observations. Delà l'ardeur desir d'étendre mes connoissances s'est enflammé de plus en plus. Vous l'avez gracieusement seconde en m'accordant l'entrée de votre Cabinet, & je me suis passionné pour lui. J'ai considéré, j'ai examiné, j'ai Scrupuleusement observé mon Sujet

dans

dans toute son étenduë ; j'ai décrit
toutes ses richesses. Et dans une
espece de ravissement qui charmoit mon
application, j'ai résolu d'emprunter le
langage des Dieux pour chanter les
beautés de ce Cabinet magnifique.

C'est un Poëme que ma gratitude vous devoit à juste titre,
MADAME ; mais elle n'est
point acquittée par ce foible prélude d'un Ouvrage mieux dirigé,
qu'elle vous prépare, & dont
vous m'avez laissé puiser le fonds
dans le Temple érigé de vos propres
mains à la belle Nature.

Souffrez que cette glorieuse Anecdote de vos travaux, soit transmise

ÉPITRE.

à la Postérité Sçavante par le canal de ma plume; & qu'en vous élevant à mon tour une Pyramide dans les Fastes de la Litterature, je puisse y laisser ce monument autentique de la haute estime & du profond respect avec lesquels je suis,

MADAME,

Votre très-humble & très-obéïssant Serviteur

D***

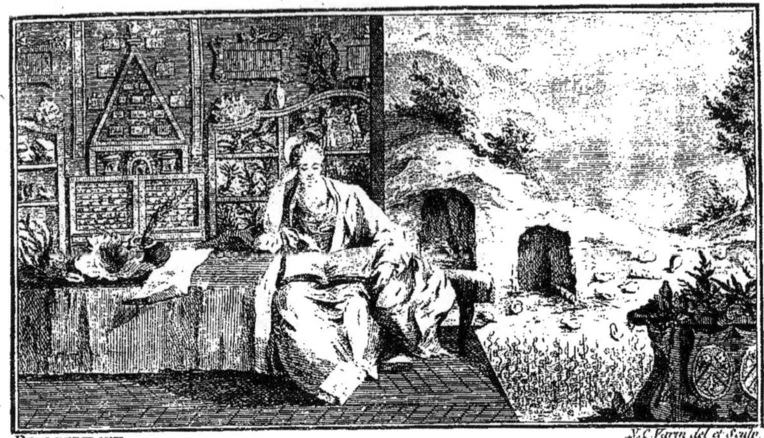

LE CABINET
DE COURTAGNON,
POËME.

Sunt etiam sua præmia laudi.

MUSES, divines Sœurs, ô Filles de mémoire;
Illustrés la Champagne, écrivés à sa gloire;
Sur les aîles du Tems, pour la Postérité,
De ses beaux Cabinets montrés l'utilité.
Tracés élegamment, Nymphe de la Peinture,
L'esquisse des beautés de toute la Nature.

Venés, Graces, venés, pour ſes grands Amateurs,
Embellir nos lauriers de guirlandes de fleurs :
Préparés à Sapho la brillante couronne,
Du haut de Courtagnon, Apollon vous l'ordonne.

Amours, & vous Beaux Arts, employés le burin,
Mettés en lettres d'or ſur des Tables d'airain,
Les Odes que ce Dieu lui chante ſur ſa lyre.
Pour Sapho venés tous, animer le porphyre,
Caractériſés bien ſon port, ſa dignité,
Conſacrés ſon Image à l'immortalité.

Que de cœurs enflammés ſous cette allégorie !
Dévoilons à ces feux l'honneur de la Patrie.
Faſtes des beaux Eſprits, expoſés au grand jour,
LE FRANC DE COURTAGNON, objet de ſon amour.
Digne de votre encens, la ſage Doüairiere,
Du Sexe Champenois l'ornement, la lumiere ;
Comme un Aſtre nouveau qui luit en nos Cantons,
Paroît à tous les yeux Émule des Platons.

Philoſophes Français, illuſtres Perſonnages,
Qui des Pays lointains lui rendant vos hommages,
Admirés ſon eſprit, ſes ſoins, ſa noble ardeur,
Son goût ſûr, ſa vertu, ſes graces, ſa candeur,
Son humble pieté, ſa rare modeſtie,
Confondés à ſes pieds la baſſe jalouſie.

Zélés Cultivateurs de nos Arts libéraux,
Qui ne vous laſſés point de grâvir les Côteaux,
De ſonder les Ravins, ni de fouiller la Terre,
Épris des raretés qu'elle cache & reſſerre,

Venés à Courtagnon. Obfervés, Studieux,
Du Globe fubmergé les fignes curieux.
L'amas de ces tréfors enrichiffant l'Hiftoire,
Préconife LE FRANC, il la couvre de gloire ;
Et fon cœur généreux, en partageant fes dons,
Engage les Sçavans à louer nos Cantons.

Champagne reconnois le Nom qui te relève,
Contemple un Monument que la Sageffe acheve !
De fes habiles mains exalte les travaux ;
Ils te font Philofophe, & foulagent tes maux.
Vante ta Protectrice au nom de tes Artiftes ;
Célébre la Clio de tes Naturaliftes ;
Laiffe aux Peuples voifins admirer fa douceur,
Son affabilité, fes bienfaits, fon grand cœur.
Nos Villes, nos Hameaux n'ont qu'une voix pour elle.
Pour peindre fes vertus, il faudroit un Appelle.

Si par fois le beau feu du Parnaffe Français
Ranimoit mes efprits & mes foibles effais !.....
A mes vœux, Dieu des vers, vient féconder ma veine :
Infpire mes accens, & foûtiens mon haleine.....
Pégafe prend fon vol, m'enlève à Courtagnon.....
J'entre tout enchanté dans ce facré Vallon.

Séjour délicieux, qui m'offre la culture
Des Arts & des grandeurs de la belle Nature.
Les Graces & les Ris, les Mufes & les Jeux,
Par leurs charmans concerts y comblent tous les vœux.
Là les foins de Minerve, & les charmes de Flore,
Les attraits de Cerés, ■ les rofes de l'Aurore,

La lyre d'Apollon, & les lauriers de Mars,
Varians les plaifirs, attirent les regards.
J'y vois l'olivier franc, les myrthes de Cythère
Sympatifer toujours en chaque caractère.
J'y vois ! .... tout accompli. Œuvres du Créateur,
Le F r a n c pour dévoiler votre augufte fplendeur,
Et pour mieux s'élever au grand Dieu qu'elle adore,
Étale aux Curieux, aux Amis qu'elle honore,
Un raviffant fpectacle, où le doigt du Très-Haut,
Indique fon Ouvrage, & fe peint fans défaut.

     Ouvrés-vous, Cabinet, riche dépofitaire
De tant d'objets creés, pour inftruire & pour plaire.
Tout ce que la Nature & l'Art ont de plus beau,
Vous le réuniffés. Ebauchons ce Tableau.

     Du fond des vaftes Mers précieux Coquillages,
Raffemblés en milliers des plus lointains Rivages,
Monftres marins, Poiffons, Polypiers & Coraux,
Brillés, raviffés-nous, effacés les Criftaux.

     Et vous, Oifeaux charmans, par vos riches parures,
Relevés de ce lieu, les galantes dorures.

     Animaux finguliers du liquide Élément,
Tapiffés le plafond du bel appartement.

     Infectes, Papillons, fous les plus fines glaces,
Fleuriffés à nos yeux, multipliés vos graces ;
Tandis que mon pinceau, de vos vives couleurs,
Emprunte des appas pour toucher mes Lecteurs.

     Quel fomptueux deffein ! Quel goût ! Quelle ordonnance !
Quel enfemble brillant ! Quelle rare abondance !

Dans ces beaux Coquilliers, au fond de ces tiroirs,
Tout répond à l'éclat de cent nobles miroirs.
Enfin dans ces contours, Quel art ! Quelles richeffes !
   Entrailles de la Terre, étallés vos largeffes.
Là rareté, le prix, & la varieté
Intereffent le Sage & ▮ la Societé.
   Suite de Mineraux de différens Climats,
Mobile du Négoce, aliment des États,
Riches échantillons, beaux jeux de la Nature,
Des Métaux précieux révélés la ftruĉture.
Qu'on connoiffe par tout votre jufte valeur,
Sans jamais oublier votre fuprême Auteur.
   Quel feu darde à nos yeux la brillante Pyrite ?
L'art en fait un bijou, mais de peu de mérite ;
Son éclat fatisfait la curiofité,
Chaque chofe a fon prix & fon utilité.
   Pierres dures, Cailloux, Fond des Roches antiques,
Agathes, Marbres fins, Tablettes magnifiques,
Argus, à votre afpeĉt, eût été tout furpris
Frappé du bel émail de votre coloris.
   Coulés, Mufe, en mes vers, les charmes, l'élégance,
Ce poli naturel, cette fine nuance,
Pour calquer à l'efprit d'autres produĉtions,
D'un deffein varié fans varfations.
   De nos Monts efcarpés, des creufes de nos Plaines,
De nos Sables mouvans, des fources des Fontaines,
Du fein de nos Rochers, des puits de nos Crayons,
Et des lits argilleux des Champs que nous frayons,

Coquilles paroiffés. Parlés par vos figures ;
Prouvés le grand Déluge à nos races futures.
Que vos tas de débris , votre déplacement ,
Avec vos traits marins , foient tout votre argument.

    Que j'aime à contempler cette nombreufe fuite,
Conftante dans fes plans, & toujours reproduite !
Étrangére à la Terre , elle peuple les Eaux :
D'où vient le Coquillage avec fes Vermiffeaux.

    Pétrifications ! Que ce mot dit de chofes !
L'infini nous confond dans ces métamorphofes.
Dieu voile fes fecrets ; & fes perfections,
Exigent en tous lieux nos adorations.

    Brillés , beau Cabinet, où les corps analogues,
Inftruifent fans ennui , mieux que nos Catalogues.
Le France vous enrichit ; fon œil obfervateur,
Charme tout à la fois , & l'efprit & le cœur.
Appareils de plaifirs , pleins de délicateffe ,
Nobles amufemens, dignes de la *Sageffe* ,
Illuftrés Courtagnon , que je peins en mes vers ;
Champagne répands-les aux coins de l'Univers.

Illic præclara opera & mirabilia. . . . . . Omnia autem Dominus fecit , & piè agentibus dedit Sapientiam. Eccli. 43. ℣. 27. 37.

Là font les grands ouvrages & les merveilles du Seigneur. . . . . Il eft le Créateur de toutes chofes , & il a donné la Sageffe à ceux qui vivent dans la pieté. *Ecclefiaft. Chap.* 43. ℣. 27. 37.

PYRAMIDALIS

INSCRIPTIO.

PLAUDITE CIVES.

ADPERPETUAM REI MEMORIAM.
CAMPANIA ILLUSTRATA
AB HISTORIÆ IPSIUS NATURALIS,
STUDIOSISSIMA, SAGACISSIMA, RELIGIOSISSIMA,
PROTO-PARENTE
DOMINA D. MARIA-CATHARINA LE FRANC,
SUPREMI QUONDAM PRÆSIDIS,
AQUARUM, SYLVARUMQUE CAMPANIÆ, REFORMATIONI,
D. D. LAGOILLE A CURIA-TANIONIS
DOTATA VIDUA;
QUÆ SUIS, IPSA,
MANIBUS, CURIS, LABORIBUS, SUMPTIBUS,
GENUS OMNE FOSSILIUM
IN PROVINCIÆ FINIBUS DELITESCENTIUM,
COLLEXIT, AGGREGAVIT, MULTIPLICAVIT, COMPLEVIT.
SED ET É REMOTISSIMIS ORBIS PARTIBUS,
MARINAS ÆQUE AC TERRENAS PRODUCTIONES,
RARISSIMAS, SPECIOSISSIMAS, ADEPTA,
AD MAJOREM
CONDITORIS DEI OMNIPOTENTIS
GLORIAM;
AD NEPOTUM CARISSIMORUM INSTITUTIONEM;
AD DOCTORUM OMNIUM ÆMULATIONEM;
AD LIBERALIUM PROPAGATIONEM ARTIUM,
ORYCTO-PINACO-THECAM SPLENDIDISSIMAM,
IN SUO CURIÆ-TANIONIS CASTRO,
JAM A MULTIS ANNIS INCŒPIT.
PATET TANDEM OMNIBUS NATURÆ STUDIOSIS
DITATUM HOC, NOBILITATUM ATQUE PERFECTUM
A MATRONA NOBILISSIMA
NATURALIS HISTORIÆ MONIMENTUM,
ANNO DOMINI CURRENTE
M. DCC. LXII.

AUX CURIEUX
NATURALISTES.

L'AUTEUR de ces Feuilles vous les préſente comme l'Annonce d'un Ouvrage plus conſidérable en Proſe, qu'il ſe propoſe de donner dans peu au Public ſous ce Titre : HISTOIRE NATURELLE DES FOSSILES DE CHAMPAGNE, AVEC LA DESCRIPTION DU CABINET DE COURTAGNON.

Cet Ouvrage n'aura pas la ſéchereſſe des ſimples Nomenclateurs. Il ſera enrichi de Diſſertations ſur l'origine des choſes, d'Obſervations intereſſantes à l'Hiſtoire Naturelle en général, & de Planches gravées en taille douce, qui acheveront de mettre les Lecteurs au fait des matières qui ſeront traitées le plus intelligiblement qu'il ſera poſſible.

L'Édition sera conforme à ces Feuilles, tant pour le papier, les caractères & la gravure, que pour le format. Il en résultera un Volume de six cent pages in-4°.

Le plan de l'Ouvrage va être exposé dans le Discours suivant.

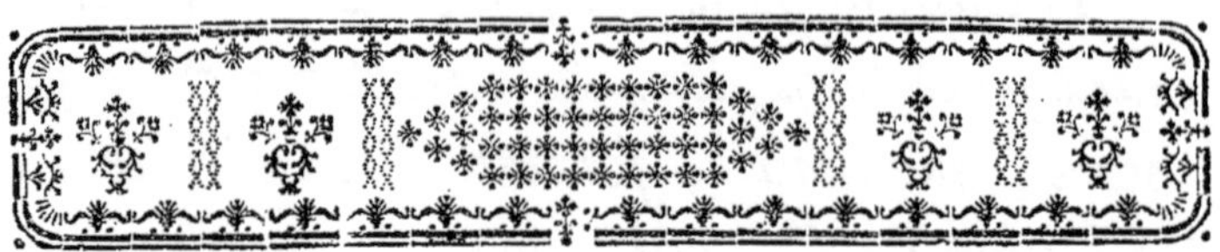

DISCOURS
PRÉLIMINAIRE
SUR L'HISTOIRE NATURELLE
DES FOSSILES
DE CHAMPAGNE.

R ES, NON VERBA.

S I » l'Hiſtoire Naturelle n'eſt preſque que le récit » de la ſuite des faits que la Nature nous offre, * » un Naturaliſte eſt , je crois, un Philoſophe qui étudie avec ſoin la marche de la Nature dans ſes opérations pour en rendre compte de la manière la plus propre à inſpirer du goût pour ſes beautés. Il s'inſinuë, comme par degrés, dans ſes ſecrets ; il enviſage les événemens qui influënt dans ſes révolutions ; il ne perd jamais de vuë ſon ſuprême Modérateur ; il ne le confond pas avec l'aveugle hazard ; & il tâche d'écarter, des matières qu'il traite, une confuſion d'idées qui ne ſerviroit qu'à obſcurcir ſes raiſon-

* Reaumur , Hiſtoire des Inſectes , Préface du II. Tom. pag. xliij. Édit. in-12.

nemens. Bien peindre & caractériser chaque chofe, c'eft tout l'art du Naturalifte.

Effayons nous fur les Foffiles de Champagne. Il s'agit de divifer, de définir, de faire connoître les différens objets qui compofent fon fol. Enchaînons les de telle forte, que nous puiffions recréer & inftruire par nos defcriptions, & que le corps de notre Hiftoire ne foit ni infipide ni infructueux.

Nous avons à parcourir, en efprit, un terrein très vafte pour la multiplicité des richeffes qu'il contient, & infiniment petit, eu égard à l'étenduë immenfe du Globe terreftre, dont il n'eft qu'une parcelle. La croute de la Terre eft à-peu-près la même par tout. Qui croiroit, qu'un échantillon, comme la Province de Champagne, va nous donner prefque autant d'ouvrage que tout le Globe terreftre entier ? Hiftoire Naturelle des Foffiles : quelle carrière à remplir que celle-là ! Encore ne faut-il pas fe rebuter dès le premier pas de notre entreprife, ni effrayer nos Lecteurs, au lieu de leur procurer les agrémens que nous leur avons promis.

La befogne eft toute taillée, commençons à l'ourdir. La fortune aide le courage. Soixante-cinq lieuës de long, fur trente à quarante de large, c'eft tout ce que la Champagne nous offre à fouiller, à obferver & à décrire. Les Villes confidérables de cette Province, fes gros Bourgs, fes anciens Châteaux, fes Villages nombreux, fes Hameaux difperfés, ne nous occuperont que rélativement à l'Hiftoire Naturelle. Nous indiquerons, en les nommant, les lieux précis de nos découvertes. S'il y a dans leur enceinte des Cabinets curieux, des Amateurs, des Naturaliftes diftingués, nous nous ferons un

devoir d'en parler avec éloge. Mais nous n'aurons pas la té-
mérité d'ambitionner les lauriers de ces Plumes fçavantes, qui
dévouées à l'Hiftoire Civile & Eccléfiaftique de la Champagne, ou à immortalifer les grands Hommes à qui elle a donné
le jour, femblent devoir elles feules fixer l'attention de tous *les*
Citoyens. Nous nous concentrerons dans l'étenduë de nos Val-
lées ; nous ferons notre principale étude des Terres de nos
Champs ; nous nous bornerons à analifer en quelque forte nos
Montagnes. C'eft dans leur fein qu'il faut pénétrer. C'eft dans
leurs plus grandes excavations qu'il faut porter le flambeau de
la Philofophie ; & c'eft en même temps aux couches extérieures
de leurs terroirs qu'il faut s'arrêter, pour trouver les tréfors
naturels que nous cherchons.

La Nature vient en ces lieux les offrir avec profufion à nos
regards. Tout ce que nous foulons aux pieds eft du reffort
de notre genre d'étude : terres, fables, graviers, pierres,
cailloux, mineraux, coquilles enfouies, bois & plantes mé-
tamorphofées, animaux de tous genres & de toutes efpeces,
confondus, confervés ou détruits dans ces débris divers du fol
qui foûtient nos pas. Lambeaux précieux, qu'il eft queftion de
rapporter à des êtres vivans ! Matière immenfe, qu'il s'agit de
ranger dans l'ordre le plus naturel qu'il eft poffible ! Secrets de
la Nature, qu'il faut s'efforcer de dévoiler autant qu'elle le
permettra !

Comment s'y prendre pour voir le complément d'une tâche
fi confidérable ? Le voici. Premierement découvrir, feconde-
ment raffembler fous un même point de vuë l'immenfité de nos
richeffes. Enfuite de leur arrangement méthodique, indiquer

leur origine , leur nature , leur analogie , leurs proprietés, leur ufage. Démontrer fur tout combien les ouvrages du Tout-puiffant font admirables & magnifiques , & combien grande doit être notre reconnoiffance envers fa Divine Majefté.

Nous ofons le dire, nous avons fait des découvertes depuis quinze ans que nous avons eu occafion de parcourir en Naturalifte les différens territoires de la Champagne ; & nous avons eu l'avantage de voir tout ce qu'on y a découvert, jufqu'à nos jours, dans plufieurs Cabinets intereffans , & fur tout dans celui de Courtagnon , à l'arrangement & à l'augmentation duquel nous nous fommes empreffés de contribuer. Des Amateurs, des Curieux, des Sçavans nous ont communiqué bien des fois leurs lumieres dans nos recherches ; ils nous ont même prêté , avec complaifance, des Livres de leurs Bibliothéques choifies dont nous avons eu befoin. Les plus beaux Traités d'Hiftoire Naturelle ont paffés par nos mains. Nous nous les fommes rendus familiers fans nous rendre partifans d'aucuns. Nous avons appris à raifonner avec eux , fans renoncer au droit que la Philofophie nous laiffe de raifonner en notre particulier, avec toute la prudence & la difcrétion requifes, pour expofer , développer & foûtenir des Syftêmes.

Plus hardis , peut-être, qu'aucun de ceux qui nous ont pré-cédé , nous oferons entamer l'Hiftoire des Coquilles Foffiles. Mais aurons-nous le bonheur de réuffir ? S'en flatter d'avance, ce feroit pédantifme ; defefperer tout-à-fait, ce feroit pufilla-nimité. Embarquons-nous avec un defir fincére de travailler pour en venir à bout. Les vrais Sçavans auront affez d'indulgence pour favorifer des tentatives qui ne feront pas tout-à-fait inutiles. Et ceux , qui mettront après nous la main à l'œuvre fur un fi vafte fujet, trouveront au moins de bons matériaux raffemblés par nos foins.

Traçons enfin le plan de cet Ouvrage en particulier. Nous l'intitulons : *HISTOIRE NATURELLE DES FOSSILES DE CHAMPAGNE , AVEC LA DESCRIPTION DU CABINET DE COURTAGNON.* Ces deux grands Objets réunis en un même corps , nous obligent naturellement à le partager en deux Livres. Le Livre premier fera pour l'Hiftoire des Foffiles ; Le Livre fecond contiendra le détail de tout le Cabinet.

Géologie, Lithologie, Mineralogie, Conchyliologie. Voilà précifément des mots que nous ne nous foucions pas de repéter fouvent, & qui indiquent quatre Sujets principaux qui doivent nous occuper dans le Livre premier, puifque nous nous propofons de difcourir fur la Terre , fur les Pierres , fur les Mines , & fur les Coquilles Foffiles de toute la Champagne. Le premier Livre de notre Ouvrage aura donc quatre Parties ; & pour ne pas faire de l'Hiftoire des Foffiles une fcience de mots plutôt que de chofes, nous n'employerons, que le moins qu'il fera poffible , tous ceux qui feront étrangers à notre Langue , & pour l'explication defquels il faudroit néceffairement groffir ce Volume , y ajoûter peut-être un Dictionnaire pour Supplément, ou renvoyer les Lecteurs à ceux que certains Naturaliftes ont été obligés de faire.

Pourquoi tant de bigarrures, de grec & de latin dans notre Langue ? Tous les jours des termes nouveaux qui arrêtent les Lecteurs , ou qui écorchent les oreilles quand on les entend prononcer. Nous écrivons pour nous faire entendre & pour plaire. Pourquoi donc renvoyer à la Grammaire grecque pour expliquer du Français ? ou pourquoi exiger que tous ceux qui nous lifent, fçachent le Grec & le Français en même temps ?

Pour remédier à cet inconvénient, nous éloignons tous les embarras. Nous donnons une Hiftoire naturelle, Françaife, coulante, aifée, agréable, & s'il fe peut même, à la portée d'une Jeuneffe paffablement inftruite. Il eft du devoir d'un Auteur de fe charger foi-même de toute la fatigue de l'étude, pour n'en montrer aux autres que les fleurs & les fruits.

Rien de plus intelligible que nos Titres généraux relatifs aux quatre Parties de l'Hiftoire des Foffiles. I. Partie, des Terres. II. Partie, des Pierres. III. Partie, des Mines. IV. Partie, des Coquilles Foffiles.

Chaque Partie fera précédée d'un Difcours préliminaire rélatif à ce qui doit y être traité. La Partie Hiftorique fuivra ce Difcours ; elle comprendra la lifte des Foffiles de toute la Province, l'indication des Lieux où on les trouve ; la defcription du terrein ; celle des pieces les plus confidérables, & la méthode de leur arrangement dans les Cabinets, fuivant leurs genres, efpeces & variétés. Cette lifte ne fera pas une notice féche & décharnée ; elle contiendra la définition ou la defcription de chaque chofe, & les obfervations qui mériteront la peine d'être expofées fur chacune d'elles.

La Partie fyftématique terminera chaque Traité particulier, pour s'exercer d'une manière plus étenduë fur l'origine des Curiofités naturelles Foffiles. C'eft elle qui fournira les Queftions à réfoudre, & les Théfes à foûtenir. C'eft ici que l'on

approfondira fon fujet ; que l'on développera le Méchanifme de
de la Nature ; que l'on fera ufage des nouvelles découvertes ;
que l'on combinera les faits ; que l'on aura recours aux expé-
riences ; que l'on déduira les conféquences des comparaifons ;
& qu'enfin on tâchera de montrer , que » c'eft une agréable
» Ecole que celle où l'on nous inftruit par les yeux , & où la
» vérité prévient nos recherches, en fe préfentant à nous fous
» les déhors les plus propres à nous attirer a elle. * »

Le fecond Livre de notre Ouvrage aura autant de Parties
qu'il y a de pieces d'Architecture employées à contenir la
grande collection du Cabinet de Courtagnon. On en compte
cinq ; fçavoir, la Galerie , le Salon , l'Alcove, la Tour &
la Bibliothéque.

Pour en donner une jufte idée , on réunira , dans le corps
de l'Ouvrage , les plans généraux & particuliers aux defcriptions détaillées des objets les plus intereffans, & des fuites
les plus précieufes que ce Cabinet renferme. Et qui voudra
comparer ces defcriptions avec le Poëme qui en eft le prélude , fera pleinement convaincu , que nous n'avons rien
exagéré dans nos Vers.

Les Figures bien gravées font, pour ainfi dire , l'ame de
l'Hiftoire Naturelle. Elles fuppléent aux Cabinets & à la pré-
fence des objets que tout le monde ne peut fe procurer.
Notre principale attention fera donc de choifir des Graveurs
intelligens pour orner notre Ouvrage du Tableau de tous les
objets intereffans des Foffiles de Champagne. Toute la fuite
des Coquilles, dont nous avons près de deux cent efpeces diffé-

* Pluche, Spect. de la Nature , Tome III. pag. 469.

rentes , y figurera d'une manière diftinguée. Tout fera gravé d'après nature , & il y aura près de quatre cent figures raf-femblées dans quarante-cinq Planches *in*-4°. qui feront diftribuées dans tout le Volume. Quelques Cartes particulieres de certains Cantons, inférées dans l'Ouvrage , acheveront d'y donner tous les éclairciffemens dont il pourroit avoir befoin. Pour tout dire en peu de mots , c'eft du nouveau, de l'utile & de l'a-gréable que nous nous propofons de donner , en nous atta-chant plus aux chofes qu'aux paroles. *Res , non verba quærimus.*

Vu , permis d'imprimer , à Chaalons ce 27 Novembre 1762.

BREMONT.